BEI GRIN MACHT SICH IHR WISSEN BEZAHLT

AF167938

- Wir veröffentlichen Ihre Hausarbeit, Bachelor- und Masterarbeit

- Ihr eigenes eBook und Buch - weltweit in allen wichtigen Shops

- Verdienen Sie an jedem Verkauf

Jetzt bei www.GRIN.com hochladen und kostenlos publizieren

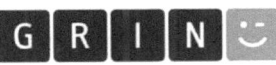

Bibliografische Information der Deutschen Nationalbibliothek:

Die Deutsche Bibliothek verzeichnet diese Publikation in der Deutschen National-
bibliografie; detaillierte bibliografische Daten sind im Internet über http://dnb.d-
nb.de/ abrufbar.

Impressum:

Copyright © 2015 GRIN Verlag
Druck und Bindung: Books on Demand GmbH, Norderstedt Germany
ISBN: 9783346159748

Dieses Buch bei GRIN:

https://www.grin.com/document/538818

Jana Raue

Auswirkungen von Brustkrebsdiagnose und –therapie auf die Sexualität von Partnern von Brustkrebspatientinnen

GRIN Verlag

Aus dem Institut für Sexualwissenschaft und Sexualmedizin

der Medizinischen Fakultät der Charité – Universitätsmedizin Berlin

HAUSARBEIT M23

Auswirkungen von Brustkrebsdiagnose und –therapie

auf die Sexualität von Partnern von Brustkrebspatientinnen

vorgelegt der Medizinischen Fakultät der

Charité – Universitätsmedizin Berlin

von

Jana Raue

aus Berlin

WiSe 2014/15

Inhaltsverzeichnis

Seite

Kurzzusammenfassung 03

1.   Einleitung 04

1.1 Epidemiologie des Mammakarzinoms 04

1.2 Veränderungen weiblicher Sexualität durch Brustkrebs............... 04

1.3 Partnerschaft und Brustkrebs...................................... 06

1.4 Zielsetzung dieser Arbeit... 06

2.   Methoden 07

2.1 Literaturrecherche.. 07

2.2 Ein- und Ausschlusskriterien...................................... 08

3.   Ergebnisse 09

3.1 Suchergebnisse.. 09

3.2 Erhobene Informationen zur Veränderung der Sexualität der Partner.. 12

3.3 Beeinflussende Faktoren... 12

4.   Diskussion 15

4.1 Auswirkungen auf die Lust- und Beziehungsdimension von Sexualität .. 15

4.2 Beeinflussende Faktoren sexueller Veränderungen....... 16

4.3 Limitationen dieser Arbeit.. 17

4.4 Schlussfolgerungen.. 17

5.   Literaturverzeichnis... 18

Kurzzusammenfassung

Patientinnen mit Mammakarzinom erfahren im Krankheitsverlauf häufig Veränderungen in unterschiedlichsten Lebensbereichen, so auch innerhalb ihrer Partnerschaft, beispielsweise in Bezug auf die mit dem Partner erlebte Sexualität. Während zahlreiche Untersuchungen zu den Auswirkungen auf die Sexualität der Patientinnen selbst vorliegen, sind Veränderungen in der Sexualität ihrer Partner bisher unzureichend erforscht worden. Die Notwendigkeit deren Betrachtung wird offensichtlich aufgrund von Hinweisen darauf, dass eine stabile Partnerschaft sowie frühestmögliche Wiederaufnahme sexueller Intimität in dieser Art von Lebenskrise von großer Bedeutung ist. So beeinflussen diese Faktoren maßgeblich die Adaptation beider Partner an die Erkrankung und beeinflussen außerdem durch eine verbesserte Krankheitsbewältigung nicht nur das Therapie-Outcome der Patientinnen, sondern auch den allgemeinen Gesundheitszustand beider Partner positiv.

Die vorliegende Literaturarbeit soll eine Übersicht wissenschaftlicher Erkenntnisse über die Veränderungen der Sexualität aus Sicht der Partner von Brustkrebspatientinnen liefern. Zu diesem Zweck wurde eine PubMed-Recherche durchgeführt, die 8 qualitative Studien, die die Sexualität des Partners als Teilaspekt explorierten, zum Einschluss brachte.

Während größtenteils negativ wahrgenommene Auswirkungen auf die Lustdimension von Sexualität in den Vordergrund traten, wurde in einigen wenigen Fällen auch von durchaus positiven Veränderungen in Hinblick auf die Beziehungsdimension von Sexualität berichtet. Die psychosexuelle Anpassung im Krankheitsverlauf wurde außerdem als abhängig von bestimmten Risikofaktoren und vermeintlich protektiven Faktoren herausgestellt.

Abschließend muss jedoch aufgrund des Mangels an systematischen, methodisch einheitlichen Datenerhebungen auf den weiteren Forschungsbedarf innerhalb dieses Themenbereiches hingewiesen werden.

1. Einleitung

1.1 Epidemiologie des Mammakarzinoms

Das Mammakarzinom (ICD-10 C50) ist ein maligner Tumor der Brustdrüse und die häufigste Tumorart des weiblichen Geschlechts sowohl in westlichen Industrienationen als auch in Entwicklungsländern, wobei regional beachtliche Unterschiede in den Inzidenzraten vorzufinden sind. Während in Ostafrika 19,3 Fälle je 100.000 Frauen dokumentiert sind, findet sich in Westeuropa eine Inzidenzrate von 89,7/100.000 Frauen (WHO 2015a).

Nach Zahlen des Statistischen Bundesamtes stellt das Mammakarzinom mit 46.760 vollstationär behandelten Patientinnen im Jahr 2012 auch in Deutschland mit Abstand die häufigste Krebserkrankung bei Frauen dar (Statistisches Bundesamt 2015) und war hierzulande mit 17.853 Sterbefällen im Jahr 2013 die fünfthäufigste Todesursache bei Frauen (Statistisches Bundesamt 2014).

Aufgrund verbesserter Früherkennung durch Einführung des flächendeckenden Mammographie-Screenings, sowie Weiterentwicklung der Behandlungsmethoden, nimmt die brustkrebsbedingte Sterblichkeit seit 2009 ab. Mit einer 5-Jahres-Überlebensrate in Deutschland von 87% (RKI 2013) richtet sich das Augenmerk nunmehr vermehrt auf die Verbesserung der Lebensqualität von sowohl aktuell in Therapie befindlichen Patientinnen als auch Brustkrebsüberlebenden.

Es existieren bereits zahlreiche wissenschaftliche Untersuchungen zu sowohl körperlichen als auch psychischen Auswirkungen einer Brustkrebsdiagnose und –behandlung auf die Lebensqualität der betroffenen Frauen. Als wichtiger Teilbereich der Lebensqualität rücken hierbei die sexuelle Gesundheit sowie das allgemeine psychische Wohlbefinden in den Vordergrund (WHO 2015b).

1.2 Veränderungen weiblicher Sexualität durch Brustkrebs

Die Therapie des Mammakarzinom richtet sich nach einer Vielzahl unterschiedlicher Einzel-abwägungen, zumeist wird jedoch eine operative Resektion angestrebt. Bei günstiger Relation von Brust- zu Tumorgröße wird in der Regel brusterhaltend operiert, radikale Mastektomien finden nur noch selten Anwendung. Sind bereits Lymphknotenstationen betroffen, werden diese im Rahmen einer Lymphadenektomie entnommen. Je nach Einzelfall kommen adjuvante Therapiemaßnahmen in Form von Radio-, Chemo-, Hormon-, oder Antikörpertherapie zum Einsatz.

Wissenschaftliche Studien weisen darauf hin, dass besonders der Einsatz einer adjuvanten Chemotherapie weitreichende Veränderungen der weiblichen sexuellen Gesundheit hervorruft.

Patientinnen, die diese Therapieform erhalten sind in der Literatur als vergleichsweise häufiger von sexuellen Funktionsstörungen betroffen beschrieben (Ganz et al. 1998 & 1999, Avis et al. 2004, Thors et al. 2001). Im Rahmen einer chemisch-induzierten Menopause werden hier u.a. Störungen der Appetenz (Meyerowitz et al. 1999, Avis et al. 2004) eine herabgesetzte sexuelle Erregbarkeit (Knobf 2001), Lubrikationsschwierigkeiten (Ganz et al. 1998 & 1999), sowie eine verminderte Orgasmuswahrscheinlichkeit und -intensität (Archibald 2006, Fobair et al. 2006, Speer 2005) und Dyspareunien (Speer et al. 2005) beobachtet, wobei jüngere Brustkrebspatientinnen weitaus schwerwiegender von diesen Symptomen betroffen scheinen (Burwell et al. 2006). Bei Frauen im gebärfähigen Alter kommt außerdem das Risiko eines Fertilitätsverlustes hinzu (Ganz et al. 2003).

Die Einflüsse einer Radiotherapie auf die weibliche Sexualität wurden als vergleichsweise gering dargestellt (Takahashi 2008).

Zu Auswirkungen bestimmter Operationstechniken auf die weibliche Sexualität liegen keine eindeutigen Ergebnisse vor. In direktem Zusammenhang mit Operationen treten bspw. Sensibilitätsstörungen in gleichseitigen oberen Extremitäten auf, Schmerzen im Operationsgebiet, Operationsnarben, aber auch ein Sensibilitätsverlust der betroffenen Brust.

Chirurgische Eingriffe, die das äußere Erscheinungsbild des weiblichen Körpers verändern, können in post-operativen Körperbildstörungen resultieren. Je nachdem wie sehr die Betroffene ihre Brüste als zentrales Merkmal ihrer Weiblichkeit und Attraktivität, ferner ihrer sexuellen Identität, versteht, kann deren Verlust oder Entstellung mehr oder weniger Auswirkung auf ihr Sexualverhalten zeigen. Das Körperbild jüngerer Frauen wurde als hiervon häufiger negativ betroffen herausgestellt (Siegel et al. 2012) und als bedeutender Faktor psychischer Morbidität diskutiert.

Einigen Untersuchungen zufolge scheinen sich brusterhaltende Operationen weniger negativ auf das sexuelle Interesse auszuwirken als Mastektomien (Ganz et al. 1999, Markopoulos 2009), die häufig zu Anorgasmie (Burwell et al. 2006) und einer Abnahme der Häufgkeit des Geschlechtsverkehrs (Takahashi 2008) führen. Einige andere Studien hingegen stellen keinen Unterschied in ihrem Einfluss auf die Sexualität in Abhängigkeit von der Operationstechnik heraus (u.a. Thors et al. 2001).

Diese facettenreichen Störungen des Sexuallebens der betroffenen Frauen spiegeln sich u.a. im Ergebnis einer von Feiten et al. (2014) durchgeführten Studie wieder, wonach 25% der Patientinnen eine Veränderung in der Beziehung zu ihrem Partner angaben. **Wai Mings (2002)** qualitative Analyse zu den wahrgenommenen Ursachen für Beziehungsprobleme in von Brustkrebs betroffenen Partnerschaften stellte nach Ansicht der befragten Patientinnen am zweithäufigsten die Beeinträchtigungen der Sexualbeziehung heraus.

1.3 Partnerschaft und Brustkrebs

Es wurde vielfach darauf hingewiesen, dass stabile Partnerschaften eine wichtige Ressource in der Krankheitsbewältigung bei Brustkrebs darstellen (Wimberly 2005) und durch emotionale, aber auch in instrumentale Hilfestellungen des Partners die Anpassung der Patientin an die durch den Brustkrebs veränderten Lebensumstände erleichtern kann (z.B. Manne et al. 2004, Pistrang & Barker 1995). Gleichzeitig leistet sexuelle Intimität innerhalb der Paarbeziehung einen wertvollen Beitrag zum Genesungsprozess und zur wahrgenommenen Bewältigbarkeit der Diagnose (Ussher 2012), besonders wenn die Wiederaufnahme des sexuellen Kontaktes frühzeitig stattfindet (Wellisch et al. 1978, Schain 1988).

Es darf jedoch nicht außer Acht gelassen werden, dass der Umfang an salutogenen Einflüssen durch die Partnerschaft durch Faktoren wie den Gesundheitszustand des Unterstützung leistenden Partners beeinflusst ist. Dessen psychische Gesundheit ist durch den Brustkrebs seiner Partnerin in vielen Fällen stark beeinträchtigt, was sich in höheren Prävalenzen für Despression, Angststörungen, sowie Schlaf- und Appetitlosigkeit in dieser Population wiederspiegelt (Wellisch 1978, Foy & Rose 2001).

1.4 Zielsetzung dieser Arbeit

Die Auswirkungen des Brustkrebses auf die Lebensqualität beider Partner gleichermaßen macht die Erkrankung zu einer „illness of the couple, not a disease of the patient" (Fletcher et al. 2010), die auch als solche behandelt werden sollte, um einerseits durch eine verbesserte Krankheitsbewältigung und Anpassung an die neuen Lebensumstände das therapeutische Outcome zu steigern, sowie andererseits die krankheitsbedingte Morbidität beider Partner zu minimieren. Die Beleuchtung der Perspektive des Partners ist hierfür jedoch zwingend notwendig.

Das Ziel der vorliegenden Arbeit ist es, einen systematischen Überblick über die bisher erfolgten wissenschaftlichen Untersuchungen zu den Auswirkungen einer Brustkrebsdiagnose und –therapie auf die Sexualität des Partners, zusammenzustellen.

Dies soll unter Zuhilfenahme des Modells einer multidimensionalen Sexualität nach Beier & Loewit (2011) erfolgen, wonach Sexualität als komplexes und multidimensionales Konstrukt, beeinflusst ist durch intrapersonelle (z.B. sexuelles Selbstbild, Stress, Depression), interpersonale (z.B. Partnerschaftsdysbalancen, -dauer, eingeschätzte Attraktivität des Partners) und soziokulturelle Variablen. Es ergeben sich dabei drei Dimensionen von Sexualität (Fortpflanzung-, Lust-, Beziehungsdimension), die sich gegenseitig beeinflussen und in der jeweiligen Partnerschaft von unterschiedlich stark ausgeprägter Bedeutungen sein können (Beier & Loewit 2011: 12f).

Innerhalb jeder dieser drei Dimensionen können durch die Konfrontation mit einer chronischen Erkrankung und deren Therapie Störungen auftreten.

Es sollen sowohl negative als auch positive Veränderungen des Sexuallebens betrachtet und gegebenenfalls weitere Forschungsnotwendigkeiten aufgezeigt werden.

2. Methoden

Das methodische Vorgehen orientierte sich an der Satzung der Charité zur Sicherung guter wissenschaftlicher Praxis.

2.1 Literaturrecherche

Vom 15.12.2014 bis 7.1.2015 wurde eine systematische Literatursuche in der Pubmed-Datenbank durchgeführt unter Verwendung einer Reihe von Suchtermini. Da die Verwendung detaillierter Datenbankabfragen wie z.B.

> ((((("Breast Neoplasms"[Mesh]) AND ("Spouses"[Mesh] OR "Sexual Partners"[Mesh])) AND ("Cost of Illness"[Mesh] OR "Quality of Life"[Mesh])) AND ("Sexuality"[Mesh] OR "Sexual Behavior"[Mesh])) AND "Marriage"[Mesh]) AND "Personal Satisfaction"[Mesh]

keinerlei Treffer generierte, oder im Falle von

> ("Breast Neoplasms"[Mesh] AND ("Sexuality"[Mesh] OR "Sexual Behavior"[Mesh])) AND Partner[All Fields]

zwar Treffer, jedoch lediglich nur 1 relevantes Ergebnis lieferten, wurde die Suche ausgeweitet auf

> ("Breast Neoplasms"[Mesh]) AND "Spouses"[Mesh].

Durch die Verwendung von Medical Subject Headings (MeSH)-Begriffen wurde automatisch eine Reihe von synonymen und verwandten Begriffen mit eingeschlossen. Der MeSH-Begriff „Breast Neoplasms" umfasst demnach auch folgende Bezeichnungen:

> „Breast Neoplasm", „Neoplasm, Breast", „Neoplasms, Breast", "Tumors, Breast", "Breast Tumors", „Breast Tumor", „Tumor, Breast", „Mammary Neoplasms, Human", „Human Mammary Neoplasm", „Human Mammary Neoplasms", „Neoplasm, Human Mammary", „Neoplasms, Human Mammary", „Mammary Neoplasm, Human", „Mammary Carcinoma, Human", „Carcinoma, Human Mammary", „Carcinomas, Human Mammary", „Human Mammary Carcinomas", „Mammary Carcinomas, Human", „Human Mammary Carcinoma", „Breast Cancer", „Cancer, Breast", „Cancer of Breast", „Mammary Cancer", „Malignant Neoplasm of Breast", „Malignant Tumor of Breast", „Breast Carcinoma", „Cancer of the Breast".

Der MeSH-Begriff „Spouses" umfasst folgende Bezeichnungen:

„Spouse", „Married Persons", „Married Person", „Person, Married", „Persons, Married", „Husbands", „Husband", „Domestic Partners", „Domestic Partner", „Partner, Domestic", „Partners, Domestic", „Spousal Notification", „Notification, Spousal", „Wives", „Wife".

Die Titel bzw. Abstracts der so generierten Treffer wurden einzeln durchgesehen und entsprechend der Einschlusskriterien (siehe 2.2) verworfen oder eingeschlossen.

Desweiteren wurden die Literaturverzeichnisse sowohl eingeschlossener Studien, als auch theoretischer Übersichtsarbeiten nach weiteren relevanten Arbeiten durchsucht.

2.2 Ein- und Ausschlusskriterien

Es wurden wissenschaftliche Arbeiten unterschiedlichster Studiendesigns, die vor Januar 2015 online auf Deutsch oder Englisch publiziert worden waren, eingeschlossen. Ferner musste der Themenbereich „Brustkrebs und Partnerschaft" aus dem Titel hervorgehen und im Abstract bzw. Volltext sollten Hinweise auf die Behandlung von Sexualität, sowie eine direkte Befragung des in einer heterosexuellen Partnerschaft lebenden Partners selbst, vorhanden sein.

Ausgeschlossen wurden Texte, deren Volltext über das Intranet der Charité nicht erhältlich war. Außerdem unberücksichtigt blieben Arbeiten, die ausschließlich Studienpopulationen nicht-westlicher Industrienationen untersuchten und auf Schwierigkeiten in Bezug auf mögliche kulturelle Differenzen bezüglich der Wahrnehmung von und der Auskunft über Sexualität hinwiesen.

3. Ergebnisse

3.1 Suchergebnisse

Die Recherche in der MEDLINE(Pubmed)-Datenbank ergab unter Verwendung oben genannter Suchbegriffe 184 Treffer, von denen nach Durchsicht der Abstracts und Volltexte 7 der gesuchten Themenbereich behandelten.

Aus diesen Treffern wurden 3 Studien aus Gründen der stark kulturell beeinflussten Ergebnisse ausgeschlossen (nähere Angaben hierzu in Woloski-Wruble et al. 2012, Kadmon 2008, Hoga 2008).

Über Durchsicht von Literaturverzeichnissen wurden 4 weitere, die Einschlusskriterien erfüllende, Studien identifiziert. Zu mindestens 5 vermutlich relevanten Veröffentlichungen konnten keine Volltexte beschafft werden. Diese wurden über das Online-Portal der Charité-Bibliothek angefordert, liegen derzeit jedoch noch nicht vor.

Von den insgesamt 8 eingeschlossenen Studien (siehe Tab.1) legte keine alleinigen Fokus auf die Veränderungen der Sexualität der Partner, sondern erhob diese Informationen lediglich als Teil einer größeren Informationsmenge. Dabei war das methodische Vorgehen außerordentlich vielseitig, jedoch im Allgemeinen sehr qualitativ explorativ mit sehr offenen Interviewformen. Die Untersuchungszeiträume waren ebenfalls sehr variabel und erstreckten sich von kurz nach der Diagnose bis spätestens 6 Jahre danach.

Tab.1: Auswirkungen von Brustkrebsdiagnose und –therapie auf die Sexualität des Partners   -   Studien und Methoden

Autor(en)	Ziel der Studie	Studiendesign	Teilnehmer-zahl	Alter	Beziehungs-dauer	Brustkrebs-behandlung	Untersuchungs-zeitraum
Wellisch et al. (1978)	[...] Beurteilung der sexuellen Beziehung prä & post Mx	Semistrukturierter Fragebogen; LWMAS [1]	31	54 (34-74)	n/a (0-45) [2]	Mx	22 Mo. post Mx
Zahlis & Shands (1993)	Untersuchung von andauerndem Partner-Distress 18 Mo. post Brustkrebs-Dx	Longitudinalstudie; "Demands of Illness Interview" Inhaltsanalyse	30 [3]	n/a (31-63)	15 (2-27)	50% Lx 40% mrMx 10% rMx	1. Interview bis 32 Mo. post Dx; 4 Folgeinterviews in 4-Mo.-Intervallen
Holmberg et al. (2001)	Erforschung des Einflusses von Brustkrebs auf Partnerschaften	Gesprächsgruppe; Einzelinterviews; Inhaltsanalyse	5	55 (33-70)	n/a	Op + ATx [4]	bis 6 J. post Dx
Marshall & Kiemle (2005)	[...] Identifizierung von Einflussfaktoren auf sexuelle Beziehung post Br	Qualitative, semistrukturierte Interviews; Grounded theory	10	52,3 (35-63)	20,8 (3-37)	Br post Mx	bis 3 J. post Br
Fergus & Gray (2009)	Patienten- und Partneransichten zu Beziehungskonflikten oder -anspannungen im Krankheitsverlauf	Qualitative, semistrukturierte Interviews; Gesprächsgruppe; Inhaltsanalyse; Grounded Theory	11 [6]	50.6 (35-62)	25.7 (7-38)	32% Lx 69% Mx + 64% CTx 64% RTx [5]	bis 12 Mo. post Dx

Zahlis & Lewis (2010)	Feststellung von Auswirkungen der Brustkrebsdiagnose auf Alltag des Partners	Qualitative, semi-strukturierte Interviews; Inhaltsanalyse	48 [6]	44 (31-68)	16 (3-32)	60% BET 40% Mx + 56% CTx 27% RTx	bis 6 Mo. post Dx
Fletcher et al. (2010)	[...] Beschreibung dominanter Anforderungen an Lebensalltag der von Brustkrebs betroffenen Partnerschaften	Querschnitts- und Longitudinalstudie; 33-Item Kurzversion des "standardized measure of cancer demands" (DOII-S)	151	45.2 (n/a)	n/a.	95% Mx + 80% ATx	bis 7 Mo.post Dx
Gilbert et al. (2010)	Untersuchung der Neuverhandlung von Intimität und Sexualität durch Brustkrebs aus Perspektive des pflegenden Partners	Qualitative, narrative Interviews	7 [7]	53 (29-76) [9]	n/a	n/a	n/a

[1] LWMAS = Locke Wallace Marital Adjustment Scale ; [2] 0 = unverheiratet; [3] Teilstichprobe einer größeren Longitudinalstudie (n= 67) (Lewis et al. 1989); [4] nicht weiter differenziert; [5] nur 9 der 19 eingeschlossenen Frauen waren in einer Beziehung zu 9 der 11 eingeschlossenen Männer; Behandlungsverteilung bezieht sich auf Gesamtzahl der Frauen

[6] Teilstichprobe einer größeren randomisierten kontrollierten Studie (Lewis & Fletcher, in Prüfung, 2009)

[7] Stichprobe der Studie aus n=20 mit unterschiedlichen Krebsarten; hier wurden lediglich diejenigen, die sich auf Brustkrebs bezogen, ausgewählt

[...] = weitere, hier nicht relevante, Studienziele vorhanden; BET = brusterhaltende Therapie (inkl. Lumpektomie, Lymphadenektomie); Dx = Diagnose; Lx = Lumpektomie; Mo. = Monate; Mx = Mastektomie; mrMx = modifizierte radikale Mastektomie; rMx = radikale Mastektomie; Br = Brustrekonstruktion; ATx = Adjuvante Therapie; CTx = Chemotherapie; RTx = Radiotherapie; n/a = keine Angaben

11

3.2 Erhobene Informationen zur Veränderung der Sexualität der Partner

Veränderungen der Partnersexualität, die aus den betrachteten Studienveröffentlichungen hervorgehen, wurden in der Übersichtsdarstellung in Tab. 2 den jeweiligen Dimensionen von Sexualität zugeordnet. Hierbei ergaben sich Subkategorien, die bestimmte Einzelaspekte der jeweiligen Dimension beleuchteten, deren Zusammenstellung jedoch der Theorie nach nicht vollständig ist, sondern lediglich jene Aspekte abdeckt, die zur Sprache kamen. Die Dimension der Fortpflanzung blieb in den Studien unbetrachtet bzw. in deren Auswertungen undokumentiert. Eine mögliche Erklärung hierfür stellt das fortgeschrittene Durchschnittsalter der Studienpopulationen und daher eine geringere Relevanz dieser Dimension dar.

Als Hauptergebnis kann die in vielen Fällen als negativ wahrgenommene Auswirkung von Brustkrebs auf die Lustdimension der Partnersexualität, sowohl in der Gesamtbetrachtung als auch als auch in den Einzelkategorien „Häufigkeit", „Verlangen", „Funktion" und „Befriedigung", festgehalten werden (vgl. Tab. 2). Dem entgegenzusetzen sind einige Studienergebnisse nach denen die Mehrheit der Befragten angab, keinen allgemeinen Einfluss auf die Lustdimension wahrzunehmen. Während in einigen Studien Daten zu bestimmten Einzelkategorien fehlen, stellt die Untersuchung der Frequenzveränderung sexueller Interaktion hier eine Ausnahme dar, 5 von 8 Studien treffen hierzu Aussagen.

Zu den Auswirkungen auf die Beziehungsdimension wurden in vorliegenden Studien weitaus weniger Daten erhoben, hierdurch entsteht ein uneinheitliches Bild über die Wertung der Auswirkungen des Brustkrebses auf die Partnerbeziehung. Es werden jedoch explizit auch positive Auswirkungen beschrieben (Holmberg et al. 2001; Gilbert et al. 2010).

3.3 Sexuelle Veränderungen beeinflussende Faktoren

Die Studien stellten außerdem einige beeinflussende Faktoren heraus, die zu Veränderungen im Sexualverhalten bzw. in der Wahrnehmung der Beziehungsqualität führten. Hierzu sollen nur einige Beispiele angeführt werden.

Als besonders häufig genannter negativer Einfluss führten die befragten Männer unterschiedliche Formen von Ängsten an. Beispielsweise führte die ständige Angst um das Überleben der Partnerin (Holmberg et al. 2001; Fergus & Gray 2009) dazu, dass einige Männer angaben, vermindertes sexuelles Verlangen zu empfinden, da sie in direkter Konfrontation mit dieser lebensbedrohlichen Situation unter enormem psychischen Stress litten und im Zuge dessen ihre eigenen sexuellen Bedürfnisse als weniger wichtig, unangemessen oder sogar als Frivolität wahrnahmen (Marshall & Kiemle 2005; Fletcher et al. 2010). Weiterhin eine Rolle spielte die Angst, nach chirurgischen Eingriffen die Operationsnarbe zu verletzen oder ihrer Partnerin körperlich Schmerzen zuzufügen

Tab.2: Auswirkungen von Brustkrebsdiagnose und –therapie auf die Sexualität des Partners   -   Ergebnisse

Autor(en)	positive (+), negative (-), keine (0) Auswirkungen auf Dimensionen von Sexualität [1]							beeinflussende Faktoren
	LUST					BEZIEHUNG		
	Allgemein wahrgenommener Einfluss	Häufigkeit	Verlangen	Funktion	Befriedigung	Allgemein wahrgenommener Einfluss	Nähe	
Wellisch, Jamison & Pasnau (1978)	(0) 57% (-) 36% (+) 7%	(-)			(-)			(+) Beziehungszufriedenheit prä-Dx, offene Kommunikation, Beteiligung an Entscheidungen
Zahlis & Shands (1993)	(-) 27%					(-) 38%	(-)	(-) Veränderungen in sexueller Aktivität, Kommunikationsverringerung, Vermeidung
Holmberg et al. (2001)			(-)			(+)	(+)	(-) Angst vor mögl. Tod der Partnerin
Marshall & Kiemle (2005)	(0) (-) (+)	(-)	(-)	(-)	(0) (-)	(0) (-)		(+) stabile Partnerschaft prä-Dx (-) sexuelle Ängste; Angst, weh zu tun; Angst vor mögl. Tod der Partnerin; vermiedene oder verringerte Kommunikation; Zurückstellen eigener Bedürfnisse
Fergus & Gray (2009)	(-)			(-)			(-)	(-) Veränderungen in sexueller Aktivität; Angst vor mögl. Tod der Partnerin
Zahlis & Lewis (2010)	(-)	(-)						(-) Körperbildstörung der Partnerin & ihr verändertes Aussehen; Angst, ihr weh zu tun; sexuelle Versagensängste
Fletcher et al. (2010)	(-)	(-)			(-)			(-) Gefühl der Unangemessenheit; keine Zeit od. Energie
Gilbert & Ussher & Perz (2010)	(-) 57% (+) 43%	(-)			(-) (+)	(-) (+)	(-) (+)	(+) offene Kommunikation; alternative sexuelle Praktiken (-) Unfähigkeit zur Kommunikation über Sex

[1] keine der Studien gab eine Relevanz der Fortpflanzungsdimension von Sexualität an; Dx = Diagnose

(Marshall & Kiemle 2005; Zahlis & Lewis 2010). Hinzu kam die Angst vor der Auswirkung des veränderten Erscheinungsbildes der Brust ihrer Partnerin auf ihre eigene sexuelle Erregbarkeit und somit sexuelle Performance, was unter Umständen allein durch den Gedanken daran zu Erektionsstörungen führte (Zahlis & Lewis 2010). Andererseits bewirkte die Besorgnis um diese möglicherweise eintretende Situation und der daraus resultierenden Beschämung der Partnerin, in einigen Fällen sogar eine Vermeidung sexueller Interaktion und somit eine Häufigkeitsabnahme des Geschlechtsverkehrs.

Als besonders häufig genannter positiver Einfluss wurde eine offene Kommunikationsweise innerhalb der Partnerschaft angeführt (Wellisch et al. 1978, Gilbert et al. 2010). Diese war in einigen Fällen verknüpft mit einer besseren psychosexuellen Anpassung an krankheitsbedingte Veränderungen innerhalb des partnerschaftlichen Sexuallebens durch die Möglichkeit einer unbefangenen Verständigung über sexuelle Probleme und bereitwilliger Exploration sexueller Alternativen. Im Umkehrschluss wurde eine verringerte Kommunikationsfähigkeit mit negativen Auswirkungen in Verbindung gebracht (Zahlis & Shands 1993, Marshall & Kiemle 2005).

Weiterhin ergab sich eine enge Korrelation zwischen der Beziehungsqualität vor der Erkrankung und der Anpassung an veränderte Umstände im Verlauf beziehungsweise danach. Männer, die eine hohe Zufriedenheit mit ihrer (sexuellen) Beziehung angaben, erlebten die Auswirkungen auf das partnerschaftliche Sexual- und Beziehungsleben als weniger gravierend oder betonten sogar positive Auswirkungen (Wellisch et al. 1978, Marshall & Kiemle 2005).

Gilbert et al. (2010) stellten in diesem Zusammenhang in Bezug auf Ergebnisse sowohl zur Lust- als auch zur Beziehungsdimension heraus, dass ein wahrgenommener positiver Einfluss auf die Partnersexualität und die Beziehungszufriedenheit vor allem durch die Fähigkeit zu einer offenen Kommunikation über sexuelle Belange, sowie die Bereitschaft zum Ausprobieren sexueller Alternativen zustande kam.

4. Diskussion

4.1 Auswirkungen auf die Lust- und Beziehungsdimension von Sexualität

Diese Literaturübersicht über eine Reihe methodisch sehr unterschiedlicher Studien und deren Explorationsversuche auf diesem Themengebiet liefert im Allgemeinen nur schwer quantifizierbare Ergebnisse. Einige Aspekte, die wiederholt zur Sprache kamen, können hier jedoch als Hauptergebnis festgehalten werden.

Das Sexualleben der Partner von Brustkrebspatientinnen ist von einer Reihe unterschiedlicher Veränderungen in Bezug auf sowohl die Lust- als auch die Beziehungsdimension von Sexualität betroffen. Als herausragendes Ergebnis in Bezug auf Veränderungen innerhalb der Lustdimension können Häufigkeitsveränderungen der sexuellen Interaktion festgehalten werden.

In den vorliegenden Studien wurde jedoch nicht immer ein Kausalzusammenhang zwischen der Veränderung der Einzelparameter und den beeinflussenden Faktoren dargestellt. Die Abnahme der Häufigkeit sexueller Interaktionen kann in seiner multikausalen Beeinflussbarkeit beispielsweise durch fehlendes sexuelles Interesse oder Bereitschaft der Partnerin oder der von vielen Männern erwähnten empfundenen situativen Unangemessenheit, sexuelle Bedürfnisse zu befriedigen, zustande kommen. Weiterhin könnte hier auch ein gewisser Alterseffekt relevant sein. Bekanntermaßen sinkt die Frequenz der sexuellen Aktivität im fortgeschrittenen Lebensalter (Call et al. 1995), wobei Effekte wie eine Langzeitpartnerschaft und damit verbundene Gewöhnungseffekte bzw. „sexuelle Langeweile" oder Kohorteneffekte bezüglich der Einstellung zu Sexualität oder aber der Einfluss von körperlicher Multimorbidität und umfangreicher Medikation (DeLamater & Moorman 2007) zur Veränderung des Sexualverhaltens und somit unter Umständen zur Integration alternativer nicht-penetrativer Ausdruckformen körperlicher Intimität wie Händchenhalten und Kuscheln beitragen.

Desweiteren bleibt weitestgehend unerwähnt, ob die Partner unter der verringerten Häufigkeit auch leiden. Der Leidensdruck steht hierbei in Verbindung mit sexueller (Un-)Zufriedenheit, wobei sexuelle Zufriedenheit in der Wahrnehmung unterschiedlicher Individuen aus einer Reihe verschiedener Umstände resultieren kann. Die Definitionen eines erfüllten Sexuallebens können daher mannigfaltig und nur begrenzt mit objektiv-messbaren Parametern wie der Häufigkeitsverteilung der sexuellen Interaktion erfasst werden, sondern müssen ebenso von einer persönlichen Erklärung über die Bedeutung von Sexualität für den Einzelnen begleitet sein.

Eine Abnahme in der Häufigkeit ist demnach nicht immer auch mit sexueller Unzufriedenheit vergesellschaftet. Einige Befragte gaben hierzu beispielsweise an, dass ihnen diese Veränderung ihres Sexuallebens als ganz natürlich vorkam (Holmberg et al. 2001).

Den Auswirkungen auf die Lustdimension gegenüber stehen Veränderungen innerhalb der Beziehungsdimension, die sich als uneinheitlicher präsentierten. Neben wahrgenommenen negativen Auswirkungen zeigte sich jedoch auch das Potential der gemeinsamen Bewältigung dieser Lebenskrise in Hinblick auf eine Zunahme an gefühlter Nähe und vermehrter Beziehungszufriedenheit. Ähnliche Ergebnisse in Bezug auf eine krankheitsbedingte Stärkung der Partnerschaft wurden aus Sicht der Patientinnen beispielsweise von Dorval et al. (2005) berichtet. Auch wurde bereits auf das Potential einer solchen gemeinsamen Krankheitserfahrung in Hinblick auf posttraumatisches Wachstum und positive Veränderungen innerhalb der Beziehung durch Weiss (2004) verwiesen.

4.2 Beeinflussende Faktoren sexueller Veränderungen

Ein starker positiver Zusammenhang zwischen allgemeiner Beziehungszufriedenheit und sexueller Zufriedenheit wurde in der Literatur mehrfach beschrieben (Gilbert et al. 2010). Auch in dieser Literaturübersicht konnte darauf hingewiesen werden, dass die Beziehungsqualität vor Erkrankung ihrer Partnerin für Männer in der psychosexuellen Anpassung an die veränderten Lebensumstände mit Brustkrebs von Bedeutung sind. Dies deckt sich außerdem mit der Sichtweise der Patientinnen und wurde in Studien bereits herausgestellt (Ganz et al. 1999; Archibald et al. 2006). Demnach stellt die Beziehungsqualität einen wichtigeren Einflussfaktor auf Sexualfunktionen, sexuelles Verlangen und Zufriedenheit mit dem Sexualleben dar als körperliche Veränderungen hervorgerufen durch Nebenwirkungen der medizinischen Behandlungen (Speer et al. 2005).

Die Offenheit beider Partner in Hinblick auf die Anwendung alternativer sexueller Praktiken wurden als hilfreich für eine Anpassung an ein verändertes Sexualleben im Zuge der Brustkrebser-krankung herausgestellt (Gilbert et al. 2010). Wie Wilmoth (2001) herausstellt, bedeutet die Anpassung des Sexuallebens nach der Erkrankung nicht zwangsweise eine Wiederaufnahme des penetrativen Geschlechtsverkehrs, sondern in einigen Fällen auch das Anpassen des sexuellen Selbstbildes beziehungsweise der sexuell gelebten Partnerschaft.

Ein verändertes Sexualverhalten mag sich wiederspiegeln in einer anderen Wertigkeit einzelner Interaktionsmuster, so zum Beispiel die Liebkosung der weiblichen Brust als Teil des Vorspiels. Durch den Verlust der Brustsensibilität im Rahmen operativer Eingriffe, stellen sich in manchen Fällen Schwierigkeiten in Bezug auf die sexuelle Erregung ein. Sie führen bei Paaren mit guter psychosexueller Anpassungsfähigkeit dazu, andere Aspekte des Vorspiels vermehrt in den Fokus zu nehmen (z.B. Ausprobieren alternativer erogener Zonen bzw. gegenseitige Massagen).

4.3 Limitationen

Vordergründige Limitationen dieser Literaturübersicht bestehen vor allem in der methodischen Diversität und daraus resultierender mangelnder Vergleichbarkeit der Ergebnisse der zur Verfügung stehenden Studien. Die im Allgemeinen qualitativ mittels offener oder wenig strukturierter Fragebögen bzw. Interviews erhobenen Informationen stellten in vorliegenden Studien lediglich einen Teilaspekt eines größeren, häufig nur grob umrissenen, Forschungsvorhabens dar. Aufgrund des explorativen Charakters dieser Studien, waren die Teilnehmerzahlen häufig sehr gering, die Häufigkeitsverteilung der Ergebnisse entweder anhand der Publikation nicht zufriedenstellend nachvollziehbar oder aber bereits im Vorlauf verfälscht durch selektive Stichprobenauswahl im Zuge der Auswertung von Initialfragebögen. Für die Rekrutierung kann neben einem Freiwilligkeitsbias auch eine Überrepräsentation höher Bildungsschichten angenommen werden, sowie eine gewisse Ähnlichkeit in Bezug auf den Persönlichkeitsaspekt der Bereitschaft über Sexualität Auskunft zu geben. Einige Studien arbeiteten weiterhin mit retrospektiven Explorationen, die aufgrund der Störanfälligkeit und Verfälschung von Erinnerungen gewissen Ungenauigkeiten Einige Studien waren methodisch generell nur auf die Erfassung negativer Veränderungen ausgerichtet, andere Studien mögen selektiv eher von negativen als von positiven Veränderungen in ihrer Veröffentlichung berichtet haben. Um darüber ein eindeutigeres Bild zu erhalten, wäre die Durchsicht der erhobenen Rohdaten notwendig gewesen. Desweiteren waren Volltexte zu weiteren eventuell relevanten Studien über den institutionellen Zugang durch die Charité nicht erhalten.

4.4 Schlussfolgerung

Diagnose sowie Behandlung von Brustkrebs betreffen nicht nur die Patientin, sondern auch ihren Partner. Es ist daher von großer Bedeutung, das Therapiekonzept an den Bedürfnissen beider Partner auszurichten und damit die Lebensqualität innerhalb der Partnerschaft zu verbessern und Ressourcen zur Krankheitsbewältigung und –anpassung zu schaffen. Zu diesem Zweck ist jedoch weiterer Forschungsbedarf, vor allem in Hinblick auf die Perspektive des Partners, gegeben. Der Etablierung beziehungsweise Festigung theoretischer Grundlagen zur Erfassung von Veränderungen im partnerschaftlichen Sexualleben sowie deren systematische und methodisch vergleichbare Anwendung kommt hierbei besondere Bedeutung zu. Die Durchführung von Longitudinalstudien ist zu diesem Zweck in Betracht zu ziehen.

5. Literaturverzeichnis

Archibald S, Lemieux S, Byers ES, Tamlyn K, Worth J. Chemically induced menopause and the sexual functioning of breast cancer survivors. Women Ther 2006;29(1/2):83–106.

Avis NE, Crawford S, Manuel J. Psychosocial problems among younger women with breast cancer. Psychooncology 2004;13(5):295–308.

Beier KM, Loewit KK. Praxisleitfaden Sexualmedizin: Von der Theorie zur Therapie. Auflage: 2011. Berlin, Heidelberg: Springer; 2011: 12ff.

Burwell SR, Case DL, Kaelin C, Avis NE. Sexual problems in younger women after breast cancer surgery. J Clin Oncol 2006;24(18):2815–21.

Call V, Sprecher S, Schwartz P: The Incidence and Frequency of Marital Sex in a National Sample. *Journal of Marriage and Family* 1995,57(3):639–652.

DeLamater J, Moorman SM. Sexual Behavior in Later Life. J Aging Health 2007;19(6):921–45.

Dorval M, Guay S, Mondor M, et al. Couples who get closer after breast cancer: frequency and predictors in a prospective investigation. J Clin Oncol 2005;23(15):3588–96.

S. Feiten, J. Dünnebacke, J. Heymanns, et al. Breast cancer morbidity questionnaire survey of patients on the long term effects of disease and adjuvant therapy. Deutsches Aerzteblatt Online, 2014. (Zugriff über: http://www.aerzteblatt.de/10.3238/arztebl.2014.0537 am 20.1.2015)

Fergus KD, Gray RE. Relationship vulnerabilities during breast cancer: patient and partner perspectives. Psychooncology 2009;18(12):1311–22.

Fletcher KA, Lewis FM, Haberman MR. Cancer-related Concerns of Spouses of Women with Breast Cancer. Psychooncology 2010;19(10):1094–101.

Fobair P, Stewart SL, Chang S, D'Onofrio C, Banks PJ, Bloom JR. Body image and sexual problems in young women with breast cancer. Psycho-oncology 2006;15:579–94.

Foy S, Rose K. Men's experiences of their partner's primary and recurrent breast cancer. European Journal of Oncology Nursing. 2001; 5:42–48.

Ganz PA, Rowland JH, Desmond K, Meyerowitz BE, Wyatt GE. Life after breast cancer: understanding women's health-related quality of life and sexual functioning. J Clin Oncol 1998;16(2):501–14.

Ganz PA, Desmond K, Belin TR, Meyerowitz BE, Rowland JH. Predictors of sexual health in women after a breast cancer diagnosis. J Clin Oncol 1999;17(8):2371–80.

Ganz PA, Greendale GA, Petersen L, Kahn B, Bower JE. Breast cancer in younger women: reproductive and late health effects of treatment. J Clin Oncol 2003;21(22):4184–93.

Gilbert E, Ussher JM, Perz J. Renegotiating Sexuality and Intimacy in the Context of Cancer: The Experiences of Carers. Arch Sex Behav 2010;39(4):998–1009.

Hoga LAK, Mello DS, Dias AF. Psychosocial perspectives of the partners of breast cancer patients treated with a mastectomy: an analysis of personal narratives. Cancer Nurs 2008;31(4):318–25.

Holmberg SK, Scott LL, Alexy W, Fife BL. Relationship issues of women with breast cancer. Cancer Nurs 2001;24(1):53–60.

Kadmon I, Ganz FD, Rom M, Woloski-Wruble AC. Social, marital, and sexual adjustment of Israeli men whose wives were diagnosed with breast cancer. Oncol Nurs Forum 2008;35(1):131–5.

Knobf TM. The menopausal symptom experience in young mid-life women with breast cancer. Cancer Nurs 2001;24(3):201–11.

Lewis FM, Fugate Woods N, Ellison Hough E, Southwick Bensley L. The family's functioning with chronic illness in the mother: The spouse's perspective. Social Science & Medicine 1989;29(11):1261–9.

Lewis FM, Fletcher KA, Cochrane BB, Fann J. Predictors of depressed mood in spouses of women with breast cancer. Journal of Clinical Oncology. 2008; 26:1289–1295.

Manne S, Sherman M, Ross S, Ostroff J, Heyman RE, Fox K. Couples' support-related communication, psychological distress, and relationship satisfaction among women with early stage breast cancer. J Consult Clin Psychol 2004;72(4):660–70.

Markopoulos C, Tsaroucha AK, Kouskos E, Mantas D, Antonopoulou Z, Karvelis S. Impact of breast cancer surgery on the self esteem and sexual life of female patients. JIMR 2009;37:182–8.

Marshall C, Kiemle G. Breast reconstruction following cancer: Its impact on patients' and partners' sexual functioning. Sex Relatsh Ther 2005;20(2):155–79.

Meyerowitz BE, Desmond K, Rowland JH, Wyatt GE, Ganz PA. Sexuality following breast cancer. JMST 1999;25:237–50.

Ming VMW. Psychological predictors of marital adjustment in breast cancer patients. Psychol Health Med. 2002;7(1):37-51.

Pistrang N, Barker C. The partner relationship in psychological response to breast cancer.Soc Sci Med 1995;40:789–797.

Robert Koch Institut. Zentrum für Krebsdaten. Brustkrebs (Mammakarzinom), 2013. (Zugriff über http://www.krebsdaten.de/Krebs/DE/Content/Krebsarten/Brustkrebs/brustkrebs_node.html;jsession id=30373FB58C7DBC6B13BF7F3475FC5EE8.2_cid381 am 20.1.2015)

Schain WS. The sexual and intimate consequences of breast cancer treatment. CA: A Cancer Journal for Clinicians 1988;38(3):154–61.

Siegel R, Naishadham D, Jemal A. Cancer statistics, 2012. CA: A Cancer Journal for Clinicians 2012;62(1):10–29.

Speer JJ, Hillenberg B, Sugrue DP, et al. Study of sexual functioning determinants in breast cancer survivors. Breast J 2005;11(6):440–7.

Statistisches Bundesamt. Staat & Gesellschaft – Todesursachen – Die 10 häufigsten Todesursachen bei Frauen, 2014. (Zugriff über https://www.destatis.de/DE/ZahlenFakten/GesellschaftStaat/Gesundheit/Todesursachen/Tabellen/ SterbefaelleWeiblich.html am 24.1.2015)

Statistisches Bundesamt. Staat & Gesellschaft – Vorsorge- oder Rehabilitationseinrichtungen - Die 10 häufigsten Krebserkrankungen bei Frauen, 2015. (Zugriff über https://www.destatis.de/DE/ZahlenFakten/GesellschaftStaat/Gesundheit/VorsorgeRehabilitationsei nrichtungen/Tabellen/KrebsWeiblich.html am 24.1.2015)

Takahashi M, Ohno S, Inoue H, et al. Impact of breast cancer diagnosis and treatment on women's sexuality: a survey of Japanese patients. Psycho-oncology 2008;17:901–7.

Thors CL, Broeckel JA, Jacobsen P. Sexual functioning in breast cancer survivors. Cancer Control 2001;8(5):442–8.

Ussher JM, Perz J, Gilbert E. Changes to sexual well-being and intimacy after breast cancer. Cancer Nurs 2012;35(6):456–65.

Weiss T. Correlates of posttraumatic growth in husbands of breast cancer survivors. Psychooncology 2004;13(4):260–8.

Wellisch DK, Jamison KR, Pasnau RO. Psychosocial aspects of mastectomy: II. the man's perspective. Am J Psychiatry 1978;135(5):543–6.

Wilmoth JR. Demography of longevity: past, present, and future trends. Experimental Gerontology 2000;35(9–10):1111–29.

Wimberly SR, Carver CS, Laurenceau J-P, Harris SD, Antoni MH. Perceived Partner Reactions to Diagnosis and Treatment of Breast Cancer: Impact on Psychosocial and Psychosexual Adjustment. Journal of Consulting and Clinical Psychology 2005;73(2):300–11.

Woloski-Wruble AC, Dekeyzer Ganz F, Jiang Y, Qiang W-M, Kadmon I. Israeli and Chinese partners of women with breast cancer: a cross-cultural view of marital issues. Psychooncology 2012;21(3):324–31.

World Health Organisation. Breast cancer: prevention and control, 2015a. (Zugriff über http://www.who.int/cancer/detection/breastcancer/en/index.html am 20.1.2015)

World Health Organisation. Regional Office for Europe. Sexual and reproductive health. Definition, 2015b. (Zugriff über http://www.euro.who.int/de/health-topics/Life-stages/sexual-and-reproductive-health/news/news/2011/06/sexual-health-throughout-life/definition am 14.1.2015)

Zahlis EH, Lewis FM. Coming to grips with breast cancer: the spouse's experience with his wife's first six months. J Psychosoc Oncol 2010;28(1):79–97.

Zahlis EH, Shands ME. The impact of breast cancer on the partner 18 months after diagnosis. Seminars in Oncology Nursing 1993;9(2):83–7.

BEI GRIN MACHT SICH IHR WISSEN BEZAHLT

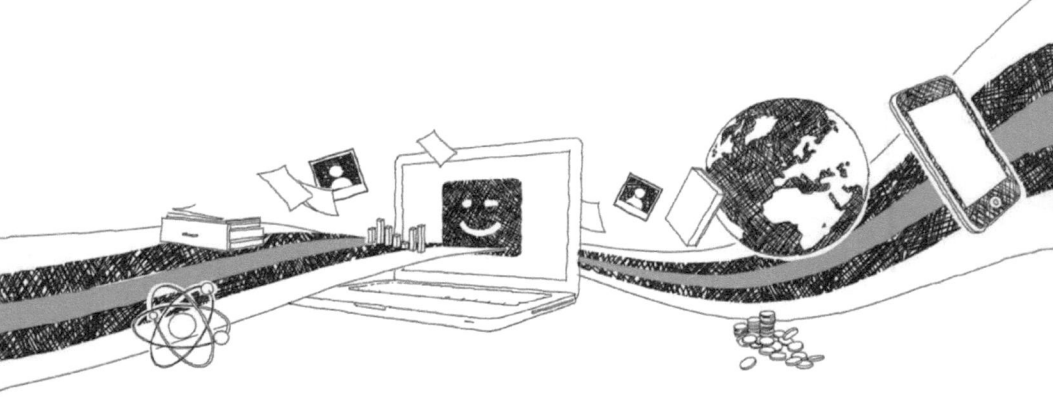

- Wir veröffentlichen Ihre Hausarbeit,
  Bachelor- und Masterarbeit

- Ihr eigenes eBook und Buch -
  weltweit in allen wichtigen Shops

- Verdienen Sie an jedem Verkauf

**Jetzt bei www.GRIN.com hochladen
und kostenlos publizieren**

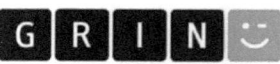